MÉTHODE

POUR

RAPPELLER LES NOYÉS

A LA VIE,

Recueillie des meilleurs Auteurs.

Par M. DE VILLIERS, Docteur en Médecine, ancien Médecin des Armées du Roi de France en Allemagne, & Médecin de la Faculté de Paris.

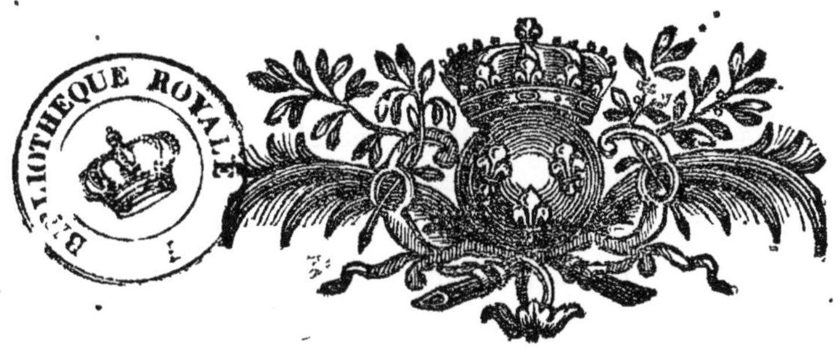

A PARIS,
DE L'IMPRIMERIE ROYALE.

M. DCC. LXXIV.

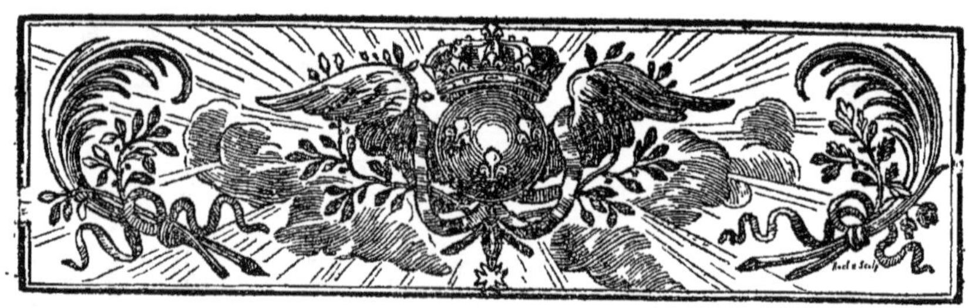

MÉTHODE

Pour rappeller les Noyés à la vie.

LES Obſervateurs de tous les ſiecles nous ont tranſmis des faits relatifs à la queſtion préſente ; mais, comme ils ſe trouvent répandus dans des ouvrages qui ne ſont pas entre les mains de tout le monde, & que d'un autre côté il n'exiſte pas autant d'obſervations qu'on peut croire qu'il y a eu d'accidens de cette nature, parce que ſans doute ils n'auront pas été tous décrits, il étoit naturel de penſer à mettre en un corps cette doctrine particuliere, afin qu'elle pût être connue généralement, & perfectionnée autant qu'elle mérite de l'être. On trouve cette idée exécutée en partie depuis le milieu de ce ſiecle. La Phyſique de nos jours, plus éclairée, offrant des ſecours inconnus à ceux qui nous ont précédés, & ſervant auſſi de pierre-de-touche, pour adopter ce qu'ils nous ont laiſſé de bon, & pour rejetter ce qui ne l'eſt pas ; on a tout lieu de croire que les Auteurs modernes ont laiſſé ce qu'il pouvoit y avoir d'inutile ou d'abſurde dans les traitemens perpétués par une transmission orale, qui fait toute la science du vulgaire, ou conservés dans des Livres capables de donner des préjugés à une classe d'hommes faits pour n'en pas avoir, & chez qui il seroit dangereux d'en trouver. Il falloit enfin fixer les idées sur le traitement des Noyés, en rapprochant & en comparant les observations les plus exactes & les traitemens les plus éprouvés : c'est ce que M. Isnard a exécuté dans son ouvrage, qui a remporté le prix de l'Académie de Besançon en 1762. (*a*)

Nous ne devons pourtant pas laisser ignorer qu'après toutes les précautions prises pour rassembler tous les ouvrages publiés en ce genre, les observations sur les noyés ne sont pas aussi nombreuses, à beaucoup près, que celles qui ont été faites sur d'autres classes de maladies ; elles ne sont qu'un point dans les fastes de la Médecine, sur-tout quand on leur compare les travaux infatigables des Anatomistes, & toutes les expériences qu'ils ont poursuivies avec une ardeur soutenue pendant toute leur vie, pour arriver à la découverte des fonctions de quelque organe. Il est vrai que les occasions de voir des noyés sont plus rares que les accidens ; elles n'attendent pas, & les observateurs ne se trouvent pas toujours sur les lieux : mais ces difficultés ne doivent pas être mises en parallele avec les entraves que les formalités de la Justice ont dû mettre dans leurs

(*a*) Le cri de l'humanité en faveur des personnes noyées, *ou* Moyens faciles pour les rappeller à la vie. *Paris*, *Prault*, *1762*, in-8º *de quarante-huit pages*.

opérations. Cette défenſe de toucher à un noyé qui ne donne plus de ſigne de vie, excepté pour lui tirer la tête hors de l'eau, en attendant que la Juſtice vienne le lever, a ſans doute été fondée en raiſon, lors de ſon inſtitution; mais, comme toute bonne politique ne tend qu'au maintien de l'ordre, & que cet ordre eſt toujours ſubordonné à la conſervation de l'eſpece, on préſume que cet uſage de lever judiciairement un noyé, pourra ſe concilier avec les ſecours dus à l'humanité. Ces ſecours ne ſe donnent guere ſans beaucoup de témoins, dont on peut tirer le plus grand avantage, en leur demandant ſi au lieu des moyens utiles & reçus, on n'en a point employé de nuiſibles. D'ailleurs il n'eſt pas probable qu'un ſeul homme qui en auroit jetté un autre dans l'eau, fît ſemblant de s'occuper à le ſauver : un criminel n'a pas d'intérêt de rappeller à la vie celui qui peut dépoſer contre lui; & il ſeroit encore plus abſurde que ce même criminel retirât le noyé de l'eau, après l'avoir tué avant que de l'y jetter. La Hollande nous a donné l'exemple du ſoulagement des noyés, ſans donner atteinte aux formalités de la Juſtice. Les Magiſtrats de pluſieurs villes, y ont fait publier des Ordonnances » autoriſant tout Chirurgien »à faire tirer les noyés hors de l'eau, lors même qu'ils »ne donnent plus de ſigne de vie; à les faire tranſporter »dans les maiſons voiſines, ſoit bourgeoiſes, ſoit au»berges ou cabarets, & à leur adminiſtrer tous les »moyens capables de les rappeller à la vie, en donnant »toutefois connoiſſance du fait à la Juſtice du lieu, ſur

» le champ même ». C'e ſt ainſi qu'on y a ſauvé pluſieurs victimes, ſans renoncer aux formalités uſitées, mais incapables de les remplacer. C'eſt une Société formée à Amſterdam en faveur des noyés, qui a procuré cet heureux changement, en profitant des ouvrages dont nous aurons occaſion de parler. Elle a vu couronner ſon zele par les ſuffrages les plus authentiques. Il eſt beau d'y voir cette Compagnie de citoyens vertueux, fournir volontairement aux dépenſes faites pour traiter tous les noyés; donner un prix à celui ou à ceux qui prouvent en avoir ſauvé un, ſorti de l'eau ſans aucun ſigne de connoiſſance; prendre des meſures pour rendre ſon établiſſement durable, pour le convertir en une fondation à perpétuité, & n'être, pour ainſi dire, embarraſſée que du nombre & du choix des ſouſcripteurs, qui ſe préſentent à l'envi pour partager le plaiſir de leur bienfaiſance (*a*).

Dès qu'un noyé eſt tiré de l'eau, les indications qui ſe préſentent à remplir, ſont de rétablir la chaleur naturelle & la circulation arrêtée; de débarraſſer la poitrine & le cerveau, du ſang dont ils ſont ſurchargés, & de vuider, le poumon ſur-tout, de l'eau qui peut avoir été inſpirée. Les meilleurs moyens d'y parvenir, pour le rappeller à la vie, ſont les ſuivans :

1°. On lui introduira dans les inteſtins la fumée âcre & chaude du tabac, de la maniere qu'on le dira plus bas. Dans le cas où l'on n'a pas ce qu'il faut

(*a*) Hiſt. & Mém. de la Société formée à Amſterdam en faveur des noyés. *Amſterd. chez Pi. Meyer, trois parties, 1768—71.*

pour pratiquer cette opération, la Société Hollandoise conseille d'y introduire tout simplement de l'air avec une pipe ordinaire ou un tuyau quelconque, un chalumeau, un soufflet, ou enfin une gaine de couteau dont on coupera la pointe : pratique qui remonte, à ce qu'il paroît par le proverbe, à l'antiquité la plus reculée. Plus ces deux opérations se feront promptement, fortement & avec continuité, plus elles seront efficaces, la premiere sur-tout. C'est en général l'une des deux qu'il faut pratiquer d'abord, & cela se peut sans perdre un moment, en quelqu'endroit que le noyé ait été posé au sortir de l'eau. Il est bon aussi de lui souffler la fumée du tabac dans le nez & dans la bouche. Du tabac en poudre, soufflé dans les narines, a quelquefois produit un bon effet; &, quand il a repris connoissance, il faut qu'il fume lui-même. M. Isnard, pense qu'un suppositoire de tabac du Bresil peut suppléer à la fumigation dans les intestins; mais l'effet du suppositoire doit lui être bien inférieur à tous égards; il ne convient que pour procurer quelques évacuations, après que la fumée du tabac aura ranimé avec le concours de l'air. La plus mauvaise position qu'on puisse donner à un noyé, c'est de le tenir sur le dos; il faut le mettre tantôt sur un côté & tantôt sur l'autre, & quelquefois sur le ventre, comme quand on veut lui incliner la tête & le corps.

2°. On lui ôtera, le plutôt possible, ses habits mouillés pour essuyer & dessécher son corps tout pénétré d'eau, souvent froid, engourdi & même roide, ce qui peut s'exécuter de plusieurs manieres : ainsi on le frottera fortement par tout le corps, & sur-tout le long de l'épine, avec de linges chauds ou de la flanelle chaude, arrosés d'eau-de-vie, à laquelle on mêlera avec succès un sel volatil, concret ou liquide. On peut aussi saupoudrer ces linges ou cette flanelle avec du sel de cuisine, sec & pilé très-fin. On peut encore le réchauffer en le tenant auprès d'un feu doux & modéré, en lui couvrant le corps de cendres chaudes, produites par la combustion du bois, du charbon de terre, de la tourbe, de la fiente de vache, du varec ou de la soude; ou avec du sel chaud, du sable chaud, des couvertures de laines chauffées, des peaux d'animaux récemment tués, ou bien anciennes & chauffées, les habits de dessous des assistans, & enfin par la chaleur douce de personnes saines couchées dans le même lit que le noyé. On a pourtant quelques raisons de croire que les peaux d'animaux récemment écorchés doivent, malgré leur chaleur douce & naturelle, être fort inférieures à l'application de la cendre chaude, ainsi que les peaux anciennes, parce qu'en s'appliquant exactement à la surface du corps, elles en bouchent les pores & empêchent que l'air n'y pénetre. Comparez, ci-après, l'observation du Mousse & celle de M. du Molin.

3°. Tandis qu'on sera occupé à introduire la fumée du tabac ou de l'air par l'anus (*n°. 1*), & à réchauffer le noyé (*n°. 2*), on lui tiendra sous le nez un linge trempé dans de l'eau-de-vie, ou toute autre liqueur forte, ou ou bien un flacon de quelque ſel volatil très-pénétrant ; & on lui en frottera même les tempes & les pouls ; on peut auſſi y appliquer le baume apoplectique.

4°. Il eſt bon auſſi de lui chatouiller la gorge & le nez avec une plume ſeche ; mais qu'on ſe garde bien de lui verſer dans la bouche du vin, de l'eau-de-vie, ou toute autre liqueur forte, qu'on ne ſoit bien ſûr qu'il pourra les avaler.

5°. Voici encore un moyen qui a réuſſi : qu'un des aſſiſtans mette ſa bouche exactement ſur celle du noyé, lui ſerrant les narines d'une main, & preſſant le ſein gauche de l'autre, & qu'alors, en ſoufflant avec force, il tâche d'enfler ſes poumons : ce moyen, pratiqué dès les premiers momens, peut devenir auſſi efficace, & même peut-être plus que celui d'introduire dans les inteſtins l'air ou la fumée du tabac ; il n'exige aucun inſtrument, & n'exclut pas les deux premiers articles.

6°. Il eſt ſouvent néceſſaire d'employer tous les moyens indiqués (*nos.* 1, 2 & 3), avec force & avec conſtance pendant quelques heures ; car pluſieurs noyés ne ſont revenus qu'au bout de quatre ou cinq heures : mais il faudra auſſi faire une ſaignée (*a*), par une large ouverture, à la veine jugulaire ou à une des plus groſſes du bras, le plutôt poſſible. Si le ſang ne vient pas immédiatement après la piquure, on la laiſſera ouverte & l'on continuera les frictions. Il eſt inutile de penſer à la ſaignée du pied, en pareil cas les vaiſſeaux des

(*a*) Nouvelles obſervations ſur les effets de la ſaignée, par M. el Baron de Haller, &c. 1756.

parties inférieures ſont flaſques, ils ne donneroient du ſang que long-temps après ceux des parties ſupérieures; tout le ſang s'eſt refoulé ſur la poitrine & ſur la tête. Pour faire cette ſaignée, il ne faut pas attendre qu'ils aient rejetté toute l'eau qu'ils auront pu abſorber.

7°. Quand ils ſont bien revenus, on peut leur faire boire un petit verre d'eau-de-vie avec dix goutes d'eſprit de ſel ammoniac, pour relever les forces de la vie & le pouls, qu'il faut alors tâter ſouvent, pour examiner s'il ne ſe forme point intérieurement quelque dépôt, qui détruiroit tout le fruit des peines qu'on a priſes. Pour peu qu'on craigne cet accident, qui eſt l'effet néceſſaire des efforts du noyé & de la ſurpriſe de ſon ſang, peut-être auſſi des coups qu'il a pu ſe donner en tombant, il vaut mieux faire une ſeconde ſaignée, & affoiblir un peu le malade, que de lui laiſſer des forces nuiſibles : il ne mangera point, ou que très-peu; du reſte, il ſuffira de lui donner de bon bouillon. Il eſt arrivé plus d'une fois, que faute de veiller aux accidens ſubſéquens avec circonſpection, on n'a ramené les noyés à la vie que pour deux jours. On doit penſer qu'un homme vigoureux, par exemple, pléthorique & plein d'humeurs, qui tombe dans l'eau ayant chaud, eau qui eſt conſéquemment très-froide relativement à l'état de ſon ſang, peut contracter ſur le champ une pleuréſie dangereuſe, indépendamment des accidens communs à tous les noyés. Il leur faut donc pluſieurs jours de repos & de ſoins, les frictions qu'ils ont eſſuiées étant ſeules capables de leur abattre les forces,

& de rendre leurs membres douloureux.

Les moyens qu'on vient de propofer, font les plus efficaces que l'on connoiffe jufqu'à préfent, & ils font confirmés par l'expérience la plus éclairée. Il y a tout lieu d'efpérer qu'en les répandant & les faifant connoître univerfellement, ceux qui auront occafion de les pratiquer, pourront en imaginer d'autres, & les communiquer à leur tour, pour augmenter la maffe des connoiffances en cette partie. Les avantages qu'on en a retirés, en rappellant à la vie des noyés qu'on regardoit comme perdus, prouvent qu'il faut toujours les tenter fur tous ceux qu'on retire de l'eau, à moins que des fignes évidens de corruption n'en montrent l'inutilité. Pour donner une idée des reffources de la Nature, on pourroit rapporter ici l'hiftoire qui nous a été tranfmife par Pechlin (*a*), de trois noyés, dont le premier a paffé feize heures fous l'eau, & a été rappellé à la vie; mais on y renvoie le lecteur, pour juger par lui-même du degré de certitude que peuvent mériter ces faits, le dernier fur-tout, *page* 134. Au refte, on ne peut pas fe flatter de les fauver tous, quoiqu'on leur ait adminiftré les fecours les plus efficaces, & avec le plus de prudence. Tant de caufes étrangeres & inhérentes à leur accident, comme le grand âge, la foibleffe de la conftitution, le faififfement, effet de la frayeur & de la circonftance, le froid, une apoplexie qui aura précédé la chûte, des dépôts qui fe font en tombant,

(*a*) *Joh. Nicol. Pechlini, de vitâ fub aquis.* Kiloni & Amftel. 1676, *in-8º* de 183 pag.

ou des blessures qu'on leur fait en les retirant ; tant de causes, dis-je, peuvent concourir à leur mort & l'accélérer, qu'il est même étonnant qu'on en puisse sauver quelques-uns. Ces jours passés (le 21 Juin), une femme d'un certain âge, grasse & replette, est tombée dans l'eau, près du Pont-royal ; elle avoit encore sa connoissance quand on l'en a eu retirée ; mais elle est morte vingt-quatre heures après, en rendant du sang écumeux : elle avoit pourtant rejetté d'abord de l'eau, au moyen d'une potion, *émétisée* peut-être, qu'on lui donna. Mais on ne doit pas se rebuter ; quand on n'en rechapperoit qu'un sur vingt, on seroit toujours amplement dédommagé de ses peines. On espere que ceux qui leur donneront désormais des soins, s'abstiendront de ces pratiques meurtrieres & barbares ; comme de laisser un malheureux sur le bord de l'eau, souvent tout nud & exposé à l'air froid, tandis qu'on devroit le réchauffer peu à peu ; de le placer près d'un grand feu, qui peut lui faire plus de tort que de bien, par la raréfaction subite des humeurs ; de lui verser dans la bouche des liqueurs, comme des eaux spiritueuses, de l'urine chaude, une décoction de poivre dans du vinaigre ; de rouler un homme dans un tonneau ; de le suspendre par les pieds ou avec une corde passée sous les bras. Ce n'est pas que des secousses légeres ne conviennent ; mais il seroit plus nuisible de secouer sur les bras, à moins que ce ne fût un enfant, qu'un homme seul peut manier aisément, que de secouer doucement sur une couverture. Il ne seroit pas hors de propos non plus de pencher de temps en temps la tête du noyé, pour lui faire rendre de l'eau, non celle de l'estomac, qui ne peut pas être bien nuisible, mais celle du poumon, s'il y en a : mais il ne faut pas qu'il reste longtemps dans cet état, ni que la pente du corps soit forte ; un peu moins d'élévation à la tête qu'à la poitrine suffit. On adopte aussi les secousses d'un chariot où l'on seroit obligé de transporter le noyé, pourvu qu'on l'y mît sur de la paille ; mais comme la nécessité de donner les fumigations, les frictions & le ressuage (*n°*. 2), &c. est la plus pressante, on ne parle ici de ces moyens secondaires, que pour montrer qu'ils ne sont pas tout-à-fait inutiles, loin d'être nuisibles. On peut cependant leur humecter la langue & tout l'intérieur de la bouche avec une plume trempée dans une liqueur forte ; mais il ne faut pas qu'il en puisse tomber une goutte dans la trachée-artere. Il est vrai qu'un homme sans sentiment, est sans irritabilité ; mais on peut suspendre & détruire le bien qu'on vouloit & qu'on pouvoit lui faire en évacuant l'eau de son poumon, s'il y en a ; à moins qu'on ne prétende qu'une liqueur forte tombée dans la trachée-artere avant le retour de la connoissance, la rétablira, ce qui peut être, & servira ensuite d'émétique pour en faire sortir ce qui s'y trouve : mais, comme cela n'est pas prouvé, il vaut mieux évacuer l'eau qui peut se trouver dans le poumon, par des moyens sûrs & exempts d'inconvéniens, sans y introduire de liqueurs, que de s'exposer aux inconvéniens qui peuvent résulter de cette intromission.

Ici ſe préſente la queſtion ſi l'émétique convient à un noyé qui a repris toute ſa connoiſſance? On répond à cela, que la néceſſité de l'émétique, en pareil cas, peut bien avoir lieu, comme, par exemple, pour quelqu'un qui ſeroit tombé dans l'eau en ſortant de table, &c. mais il ne faut pas confondre le noyé avec l'apoplectique. L'émétique ranime & ſoulage celui-ci, en qui il y a encore de la reſſource, parce qu'il a encore le principe de vie, & que la circulation ſe fait encore aſſez bien; il y a ſtagnation dans ſon cerveau, & non extravaſion; les vaiſſeaux y ſont variqueux & non déchirés : la preuve qu'il avale l'émétique, c'eſt qu'il vomit enſuite ou va par le bas. Il n'en eſt pas de même du noyé; outre qu'il n'eſt pas toujours certain qu'il ait de l'eau dans la potrine ou dans l'eſtomac, avant qu'il ait repris connoiſſance, l'émétique ne lui eût rien fait, ſi ce n'eſt du mal en tombant dans la trachée-artere; & quand il l'a eu repriſe, ce qu'il ne doit point à l'émétique, mais à d'autres ſecours plus efficaces & plus indiqués, l'émétique ne lui conviendroit peut-être encore qu'après avoir été ſaigné; à moins que ce ne fût un enfant ou un adulte foible, qui ne pourroit pas rendre autrement l'eau qui peut le tenir dans la ſtupeur, l'apathie, en gênant la reſpiration : alors l'émétique avec l'oxymel ſcillitique dans du vin, ou une liqueur forte & de l'eau, peut très-bien convenir. Mais après une ſaignée ou deux, un noyé fatigué de ſon accident & des ſecours qu'on lui a donnés, a-t-il bien beſoin d'émétique, pourvu toutefois qu'il ait bien rendu ſon eau, s'il en a ; ou qu'il n'ait pas la reſpiration gênée par une indigeſtion ? On croit que la preſcription de ce médicament doit être bien peſée auparavant. Au reſte, comme on ne peut pas prévoir tous les cas, & qu'on ne peut pas affirmer que l'émétique ſoit ſouvent inutile ou nuiſible, on laiſſe aux Médecins le ſoin de juger quand il conviendra de l'appliquer. On trouve, il eſt vrai, un matelot (*a*) rechappé par la ſaignée de la jugulaire, les vomitifs & la fumigation du tabac dans les inteſtins ; mais il faudroit avoir cette obſervation plus en détail, pour juger de quelle utilité l'émétique a pu être en ce cas : le traitement en eſt étranglé, tandis qu'on n'a omis aucune circonſtance ſur la maniere dont ce matelot s'eſt noyé.

Dans l'obſervation ſuivante (*b*), il eſt queſtion d'un mouſſe, que le Chirurgien du vaiſſeau fit vomir avec de l'huile d'olives & de l'eau tiede, ce qui eſt très-heureux, & ne ſera probablement pas beaucoup imité ; car on obſerve que malgré la fumigation du tabac, qui avoit précédé, & le rechauffement avec des peaux de moutons récemment écorchés, ce mouſſe, qui n'étoit reſté que dix-huit minutes ſous l'eau, ne put articuler quelques paroles que ſix heures après l'effet du vomiſſement & des lavemens, qui lui firent un bon effet. Il ne ſe ſouvenoit de rien de ce qui s'étoit paſſé ; il avoit la fievre, & un aſſoupiſſement léthargique qui détermina à le faire ſaigner pluſieurs fois : le lendemain

(*a*) Iſnard, *pag.* 25.
(*b*) Ibidem, *pag.* 26.

il fut purgé, après quoi il fut bien : la fievre s'étant calmée jusqu'au sixieme jour, qu'elle revint avec l'assoupissement, le mousse fut de nouveau saigné du bras, & ensuite de la jugulaire, & purgé deux jours après, ensorte que le douzieme jour il fut parfaitement rétabli. On a déja vu (*a*) que la lenteur du retour de la connoissance, &c. ne doit pas être entiérement attribuée à l'huile seule, mais peut-être aux peaux de mouton.

La fumée du tabac, introduite dans les intestins, étant un des remedes les plus nécessaires au soulagement des noyés, pour simplifier cette opération, & la mettre à la portée de tout le monde, il a fallu entrer dans des détails qui seroient minutieux en toute autre circonstance, & la placer après le traitement, dont elle auroit trop coupé l'histoire, par l'étendue qu'exige sa description. Voici les conditions à remplir : *Injecter par l'anus la fumée chaude & irritante du tabac, en écartant le dégoût que cette opération pourroit causer à l'artiste chargé de l'appliquer.*

Si l'instrument de Bartholin, perfectionné par Musschenbroeck, & figuré dans le livre de M. Isnard, étoit plus connu ; si ceux qui sont décrits & représentés dans l'ouvrage allemand de Stisser (*b*), étoient en usage en France comme en Allemagne, il ne faudroit qu'en conseiller l'usage : mais comme il est moins question

(*a*) N°. 2, sur la fin.

(*b*) *De Machinis fumiductoriis*. Hamburgi, Liebezeit. 1686, *in-4°*.

de

de décrire & de repréſenter ces fumigateurs, que d'y ſuppléer par les voies les plus ſimples, voici comment on pourra remplir les vues propoſées, aiſément, ſans appareil, & de maniere que tout le monde puiſſe exécuter cette opération.

La pipe eſt un inſtrument ſi connu, qu'on n'en parle que pour en faire obſerver l'ingénieuſe ſimplicité, en l'appliquant au but qu'on ſe propoſe. S'il n'étoit queſtion que d'en injecter tout ſimplement la fumée par l'anus d'un noyé, il ſuffiroit d'y introduire le bout d'une pipe allumée, & de ſouffler avec la bouche par le godet; mais comme ce godet pourroit brûler la bouche de l'opérateur, & que les inteſtins pourroient lui renvoyer un air déſagréable ou de la cendre dans la bouche: pour éviter ces deux inconvéniens, il lui faut deux pipes; la premiere doit être faite à l'ordinaire, mais elle ne doit pas être de terre; elle pourroit bleſſer l'inteſtin, s'y caſſer & y reſter, à moins qu'elle ne ſe termine par une embouchure de corne, faite en forme de canule: ces ſortes de pipes ſont communes dans nos provinces; on la charge de tabac, on y met un charbon, & on l'allume en ſoufflant dans une ſeconde pipe vuide, dont le godet s'emboîtera juſte, comme la gorge d'une tabatiere, avec celui de la pipe chargée, qu'on n'eſt plus cenſé pouvoir allumer, en en pompant l'air à l'ordinaire avec la bouche, dès qu'elle a ſervi une fois. On inſiſte expreſſément qu'il faut ſouffler par la ſeconde pipe vuide, pour faire réuſſir l'opération; car ſi l'on ſouffloit, au contraire, dans la premiere pipe

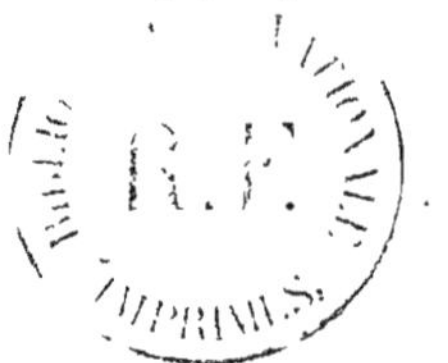

chargée, le tabac s'éteindroit, comme tout le monde fait, & au lieu d'en envoyer la fumée dans les inteſtins, on n'y enverroit, au contraire, que des cendres & des étincelles, avec de l'air ſans fumée, ce qui ne feroit pas un inconvénient réel, ainſi qu'on l'a vu (*n°.* 2), mais ne rempliroit pas toutes les vues qu'on ſe propoſe : phénomene qui n'a pas lieu quand on fume à l'ordinaire, parce que le tabac ne brûlant qu'au haut du godet, celui qui eſt au bas, près du trou du tuyau, ſert de filtre aux cendres & aux étincelles, ſans compter que la petiteſſe du canal y entre pour quelque choſe, pas toujours néanmoins, car les fumeurs tirent bien auſſi des étincelles quand tout eſt brûlé. On aura ſoin auſſi que le tabac de la premiere pipe ſoit bien allumé, afin d'être bien ſûr qu'on aura introduit de la fumée : quant à la ſeconde pipe non chargée, celle qui ſert ſeulement à ſouffler dans la premiere ; on peut, pour plus de commodité, terminer ſon embouchure comme celle d'une trompette, & pratiquer un robinet dans ſon milieu. Il paroît eſſentiel auſſi d'en faire le canal plus large, parce que l'emboîture des deux peut laiſſer perdre beaucoup de vent, malgré le ſoin d'y adapter du papier humecté ou de la peau. On peut auſſi appliquer avec avantage, & pour plus grande commodité, à la premiere pipe, ces longs tuyaux de cuir dont quelques fumeurs ſe ſervent, avec une embouchure ou canule de corne.

En Allemagne, on donne des lavemens avec une veſſie de bœuf, à laquelle eſt adaptée une canule : cette canule s'emboîte à vis avec une gorge attachée à la veſſie, & aſſez large pour admettre le tuyau d'un entonnoir; on pourroit abſolument s'en ſervir en qualité de fumigateur, en l'applatiſſant avant que de la remplir de la fumée du tabac; mais, comme on perdroit du temps, & que cette fumée ne ſeroit plus ſi chaude, on tirera beaucoup meilleur parti d'un ſoufflet, dont le canal peut être dans l'anus du noyé, tandis que l'ame en ſera expoſée à la fumée du tabac brûlant dans un réchaud. En ſuppoſant que l'inteſtin ne s'affaiſſe pas pour boucher le canal du ſoufflet, quand on en écarte les panneaux, & qu'ainſi la fumée des inteſtins ſoit refoulée dans le ſoufflet, l'ame ne doit pas laiſſer d'en tirer du réchaud, ſi elle eſt large & libre, comme elle doit toujours être en ce cas; autrement il faudroit une ſeconde ſoupape derriere le canal, comme aux ſoufflets d'orgue, machine encore plus difficile à ſe procurer que les deux pipes. Le ſoufflet du boucher ne conclut rien en ce cas; le vent s'en engouffre dans des cellules, d'où il ne ſort pas même à l'air libre.

Mais ce traitement ſeroit imparfait ſi l'on n'y joignoit les raiſons ſur leſquelles il eſt fondé; ſi l'on ne faiſoit connoître la nature de l'accident auquel il faut remédier par les expériences qui ont été faites à ce ſujet; ſi l'on n'apprenoit enfin comment on ſe noie, pour tâcher de faire appliquer & trouver même toutes les eſpeces de ſecours qui conviennent aux noyés.

Comme pluſieurs cauſes concourent à leur mort, on ne doit pas l'attribuer plutôt à l'une qu'à l'autre; ſeulement on eſt obligé d'examiner chacune en particulier, pour connoître son effet propre & pour le distinguer de l'effet des autres ; & c'est alors qu'on voit qu'il n'en faut pas tant où une seule suffit.

Voici un phénomene qui montre sensiblement les effets d'un ralentissement marqué dans la circulation des humeurs. Deux hommes animés par la colere, satisfont leur rage en se portant des coups mortels; on leur jette un seau d'eau sur le corps, & ils se retirent, en perdant une envie de se faire du mal, qui n'est plus chez eux que l'effet de la réminiscence : ce changement subit vient de celui de leurs humeurs ; la colere les avoit développées, raréfiées & fouettées au point que le feu paroissoit dans leurs yeux étincelans; un peu d'eau froide les condense, tranquillise leur fougue, & ne laisse subsister qu'une légere action tonique, que ce développement de matiere phosphorique, propre à entretenir cette chaleur douce qui convient à une vie tranquille, qui est l'état naturel de l'homme. Ce fait, que personne ne conteste, n'est qu'une foible image de ce qui se passe dans les noyés ; les suivans frappent mieux au but.

On sait que pour guérir un fou, on le met dans un bain d'eau froide, où l'on mêle peu à peu de la neige ou de la glace. Il est arrivé quelquefois que le froid a été si grand, que le malade y a succombé : cependant un fou a plus de chaleur dans le sang, plus de rapidité dans la circulation, & plus de roideur dans les fibres, & malgré cela il périt la tête hors de l'eau, par le froid seul, qui arrête la circulation, malgré l'accès de l'air libre qui favoriſe le jeu de la potrine ; & par-là celui du cœur.

C'eſt par la même raiſon qu'on périt par le froid, pendant le ſommeil ſur-tout, & quelquefois malgré l'exercice de la marche. Le ſang ſe condenſe ſi fort, les vaiſſeaux ſe rétréciſſent, & la circulation ſe ralentit au point que le mouvement des humeurs ceſſe, & la vie en même temps : cependant il y a ici du mouvement; l'élaſticité de l'air froid & la force des ſolides, doivent faire un contre-poids conſidérable contre la congélation des humeurs, & le froid appliqué par l'air eſt bien inférieur en puiſſance à celui qui eſt appliqué par l'eau, qu'on peut regarder en ce cas comme une eſpece de corps ſolide, relativement à l'air. Auſſi Pechlin *(a)* penſe-t-il que les plongeurs ne vivent long-temps ſous l'eau, que parce qu'ils ont le ſang froid & glutineux, comme celui des poiſſons : ce tempéramment leur permet de ſoutenir long-temps le froid de l'eau, où ils éprouvent un état moins différent, & parce qu'il leur faut auſſi moins d'air pour la reſpiration & pour la tranſpiration, qui, ſelon cet Auteur, doivent être en équilibre au ſujet de l'air qu'elles doivent pomper pour la conſervation de l'individu ; l'air étant quelquefois capable de rediſſoudre le ſang coagulé, ainſi qu'il l'a vu dans des pendus à qui il en ſouffloit dans les vaiſſeaux. Mais après des faits ſi bien vus, on eſt étonné que le même Auteur connoiſſe des moyens pour rendre la reſpiration, & qu'il n'en con-

(a) *De vitâ ſub aquis*, page 119.

noiffe aucuns pour rétablir la tranfpiration, c'eft-à-dire pour favorifer l'action de l'air par les pores de la peau, quoiqu'il confeille l'ufage des frictions feches avec les liqueurs fortes, & qu'il en fente tout le prix. Il n'eft pas moins fingulier qu'il ne parle pas de l'injection de l'air dans les inteftins, ni de la néceffité d'enfler le poumon en foufflant par la bouche (*n°.* 5); auffi ne penfe-t-on pas à lui faire un crime d'avoir ignoré les fondemens de l'application de la cendre chaude (*n°.* 2), puifqu'il ne parle même pas de cette application.

La caufe du froid qui arrête la circulation, feroit donc feule capable de tuer; mais celle de la fuffocation étant capable de tuer feule auffi, comme on le voit dans ceux qui ont été expofés à la vapeur du foufre, du vin fermentant, des charbons allumés & autres mouffettes, ou plus fimplement encore dans les animaux qu'on a privés d'air dans la machine pneumatique, ou même qu'on laiffe fous le récipient avec tout l'air qu'il contient, & qui n'en périffent pas moins, parce que cet air perd fon élafticité faute d'être renouvellé, & qu'ils ne refpirent que leur propre tranfpiration. On voit que les noyés ont encore, de plus, contre eux l'eau qui leur pénetre le corps, & qui entre quelquefois dans leurs poumons & dans l'eftomac, fans parler du fang, que nous examinerons dans la fuite.

On dit *quelquefois* d'après l'expérience, & par les confidérations fuivantes. Si un homme tombe dans l'eau avec une bonne quantité d'air dans la poitrine, on préfume qu'il ne fera pas tenté d'en vouloir infpirer davantage, & conſéquemment qu'il ne tirera pas d'eau d'abord : ſi le froid le tue avant qu'il ait rendu tout ſon air, il n'aura donc pas tiré d'eau ; ce cas doit être fort rare, & il l'eſt en effet ; car la crainte de celui qui tombe, vuide l'air de ſes poumons, en lui ſerrant la poitrine, & le premier mouvement d'un homme plongé ſous l'eau eſt d'en vouloir repomper, ce qui introduit l'eau dans ſes poumons. Mais il peut ſe faire que la premiere goutte qui tombe dans la trachée-artere, lui cauſe des convulſions capables de le ſouffoquer avant qu'il ait eu le temps de tirer de l'eau. Tout le monde ſait ce qui ſe paſſe quand on avale de travers, ſelon le langage vulgaire, c'eſt-à-dire quand une miette de pain ou une goutte d'eau tombent dans la trachée-artere ; on touſſe par convulſion juſqu'à ce qu'elle ſoit ſortie : ſi, pour continuer la toux, on inſpire un peu de nouvel air, la miette rentre, & alors on touſſe plus fort, juſqu'à épuiſer tout l'air contenu dans le poumon. Il n'eſt perſonne qui n'ait ſenti dans ce moment un étouffement, une eſpece d'agonie, qui, pour peu qu'elle eût duré, eût été ſuivie de la mort. Mais ſi nous ſuppoſons cet homme ſous l'eau, il doit ſuccomber néceſſairement à la premiere inſpiration, & peut-être même auparavant, à cauſe du ſaiſiſſement ; à l'air libre, il a été tout près ; ſous l'eau, la moindre goutte peut ſuffire. On a obſervé qu'en même temps le viſage de cet homme eſt devenu gonflé, rouge & violet, comme on le voit dans les enfans qui commencent à pleurer ; la grande ſenſibilité du premier moment les fait crier par éclats ou par convulſion, juſqu'à ce qu'ils aient auſſi épuiſé tout l'air de leur poumon. Ils paſſent même quelques ſecondes ſans rendre de ſon, & ſans inſpirer de nouveau; peu s'en faut qu'ils n'étouffent, & il ne feroit pas étonnant que cela fût arrivé : quelques-uns s'évanouiſſent alors pendant un certain temps. On les fait revenir par deux moyens oppoſés; on leur pince le nez & on leur ſouffle dans la bouche, comme aux noyés (*n°.* 5); ou bien, leur laiſſant les narines ouvertes, on pompe bruſquement par leur bouche, non pour tirer de l'air du poumon, car il n'y en a plus, mais pour donner à ce viſcere des pincemens qui ſubſtituent la convulſion à l'apathie, & le forcent d'inſpirer.

Mais ſi un homme eſt tout près d'étouffer à l'air libre, ne ſera-t-il pas ſuffoqué ſous l'eau ſans recommencer l'inſpiration? s'il la recommence, inſpirera-t-il beaucoup d'eau? ou s'il n'en tire qu'une goutte, elle lui redonnera les mêmes convulſions, & le fera ſuccomber la ſeconde fois, s'il va juſque-là. L'un & l'autre arrive ſans doute, puiſqu'il y a des noyés qui ne rendent pas d'eau, & que d'autres en rendent; mais dans ce dernier cas, il peut ſe faire encore que la tranſpiration du poumon faſſe une partie de cette eau. Cette tranſpiration, qui eſt abondante dans l'homme ſain, doit augmenter en raiſon de la ſueur froide qu'éprouvent ceux qui ſe trouvent mal, & ſur-tout du râle qu'on obſerve chez les mourans.

En examinant le ſentiment & les obſervations des auteurs qui ont traité cette matiere, on ne trouve rien de de conſtant à ce ſujet : dans certains noyés, ils ont trouvé de l'eau dans l'eſtomac & dans le poumon; dans quelques-uns, point du tout, & dans d'autres, ils n'en ont vu que dans l'une de ces cavités indiſtinctement. Cette différence ne peut être attribuée à leur inattention, ni à un eſprit de ſyſtême; elle ne vient pas non plus d'une contradiction de la Nature, qui ſuit toujours des loix conſtantes, mais variées ſelon les cauſes antécédentes. On a tâché de faire ſentir qu'un rien changeoit l'état de ces ſortes d'accidens, & conſéquemment qu'on n'en pouvoit conclure rien de certain.

L'uſage où étoient les Grecs & les Arabes, de ſuſpendre les noyés par les pieds, prouve qu'ils en avoient vu, au moins quelques-uns, rendre de l'eau par la poitrine ou par l'eſtomac. On voit, avec peine, le fameux Sennert recommander auſſi cette pernicieuſe méthode.

La coutume de rouler auſſi les noyés dans un tonneau défoncé par les deux bouts, vient du même motif. Il en eſt queſtion dans *Alexand. Benedictus* 7, *de morbis cur. cap.* 3 ; dans *Codronchus*, *de iis qui aquis ſubmerg.* dans *Chriſtop. à Vega*, *art. med. lib. v*, *ſect.* 5, *cap.* 8 ; & dans *Th. Bartholin*, *hiſt. anat. cent.* 6, *obſerv.* 68 : mais tous n'ont pas donné dans cette erreur. D'autres ont douté de l'efficacité de cette pratique; ils la rejettent même, en conſeillant, d'après leurs propres ſuccès, l'uſage des fomentations faites ſous des couvertures chaudes, des frictions avec des linges ou des flanelles, qu'on arroſe de liqueurs ſpiritueuſes, dont ils font prendre auffi intérieurement : tels font *Foreftus* , 15 , *obf.* 26 ; *Platerus* , *obf. pag.* 224 ; *Langelott* , *mifcell. nat. cur. dec.* 1 , *ann.* 6 , *obf.* 20 ; *Pechlin* & autres Auteurs qui ont eu occafion de traiter de ces fortes d'accidens ; à quoi il faut ajouter que *Foreftus* en particulier , recommande en ce cas ; la décoction des fleurs de camomille (l'infufion plutôt) , comme le plus excellent de tous les remedes qu'on puiffe employer. On voit cependant que *Zacchias* & *Rodericus à Caftro*, ne peuvent affurer pofitivement qu'il fe trouve de l'eau dans les noyés ; le premier penfant qu'ils périffent plutôt de fuffocation , qu'en vertu de la maffe d'eau qu'ils ont pu abforber , ou qui a pu pénétrer dans leurs cavités ; & le fecond affurant que les noyés ne contiennent pas tous de l'eau , mais qu'ils fuccombent plutot par la réfolution de leurs humeurs , qui fe dilatent en vapeurs ; phénomene qu'on voit par le gonflement de ceux qui ont eu le temps de croupir & de fe putréfier fous l'eau : mais on fait ce qu'il faut penfer d'une dilatation de vapeurs fous l'eau , & que c'eft le dégagement de l'air feul qu'il a pris pour des vapeurs raréfiées ; & d'ailleurs ce dégagement de l'air n'eft pas la caufe de la mort , puifqu'il eft occafionné dans les premiers inftans de la fubmerfion , par la fuffocation , & que par la fuite il ne vient que du croupiffement ou de la macération , dont l'effet ne peut être un peu marqué que plufieurs jours après la mort.

Bohnius (a) ayant ouvert quelques noyés , n'a trouvé

(*a*) *De renunciatione vulnerum.* Lipfiæ , 1689 , 1711 , 1732 , 1755 , *in-8°*.

que peu d'eau & quelquefois point du tout dans le poumon & dans l'eſtomac ; il a même noyé des chiens à deſſein de s'en éclaircir ; & après les avoir ouverts, il n'a trouvé d'eau dans aucun. La même choſe eſt arrivée à *Platerus*, *quæſt. med.* à *Waldſchimid*, *Ephem. nat. cur. dec.* 2, *ann.* 6, *obſ.* 53. Auſſi la Faculté de Médecine de Leipſic, en 1689, déclara-t-elle ſuſpectes les conſéquences qu'on pouvoit tirer de l'abſence ou de l'exiſtence de l'eau dans le corps des noyés.

Malgré ces découvertes, *Becker (a)* eſt le premier, à ce qu'il dit (de ſa Ville apparemment) qui, contre le ſentiment généralement reçu, a enſeigné que les noyés ne buvoient point, & n'inſpirent pas même d'eau dans leur poumon, & qui a frondé le préjugé où l'on étoit de conclure que quand il ne ſe trouvoit d'eau dans aucune des cavités de leur corps, leur mort venoit de toute autre cauſe que de la ſubmerſion. Un chien & un homme dans le corps deſquels il ne trouva pas du tout d'eau, l'engagerent à faire de nouvelles obſervations, qui forment la matiere *(b)* de ſon Traité. En ouvrant l'homme noyé *(c)*, qui étoit reſté quelques ſemaines ſous l'eau, & qui avoit des ſignes de putréfaction, il trouve encore dans ſon eſtomac la biere dont l'ivreſſe l'avoit fait tomber dans l'eau, avec beau-

(a) *Joh. Conradi Beckeri*, *Paradoxum medico-legale de ſubmerſorum morte ſine potâ aquâ.* Gieſſæ-Haſſorum, 1704; *in-8°.* de 142 pages. — *Jenæ*, 1729.

(b) *Pref.*

(c) *Page* 20.

coup plus d'air, ainsi que dans les inteſtins. Le poumon étoit abſolument ſans eau, mais ſi glonflé d'air, qu'il dépaſſoit de beaucoup le thorax ouvert. Il en étoit de même du cadavre *(a)* qui n'avoit été que cinq jours ſous l'eau. Et il penſe, avec raiſon *(b)*, que la glotte ſe ferme par le gonflement conſidérable qu'elle éprouve par elle-même & par les parties qui l'environnent, pendant la ſuffocation, comme on le voit auſſi dans ceux qui avalent de travers. Enfin, il fait obſerver que cet air ne ſort des inteſtins & du poumon que quand on lui ouvre un paſſage avec le ſcalpel.

Littre conclut de ſes obſervations anatomiques *(c)*, que l'eau s'introduit dans les poumons des noyés. *Lanciſi* ne reconnoît point d'autre cauſe de leur mort *(d)*; & il ſe rapproche en cela du ſentiment d'*Ettmuller*, qui avoit attribué cette mort tout-à-la-fois & à la ſuppreſſion de l'air & à l'inſpiration de l'eau. M. Louis *(e)* a prouvé depuis par pluſieurs expériences, que l'eau qui entre dans le poumon, eſt une cauſe de leur mort.

Il a noyé un chat dans l'eau mêlée d'encre, & il en a trouvé les poumons noirs & remplis de la même eau noire; en répétant l'expérience avec des eaux différemment teintes, il a conſtamment trouvé les poumons teints de la couleur employée.

(*a*) *Page 44.*

(*b*) *Page 100.*

(*c*) Académie des Science, *année 1718.*

(*d*) *De ſubitaneis mortibus.* Romæ 1700 — 1707, *in-8°.*

(*e*) Lettres ſur la certitude des ſignes de la mort. *Paris*, 1752, *in-12°.*

Mais non content d'avoir prouvé que l'eau entroit dans les poumons des animaux qui ſe noient, il voulut démontrer qu'elle n'entroit pas dans le poumon de ceux qu'il avoit fait ſuffoquer auparavant *(a)* : il en tint donc pluſieurs ſous l'eau pendant quelques heures, & il fut convaincu que le mouvement de l'inſpiration étoit abſolument néceſſaire pour pomper l'eau ; phénomene qui a lieu auſſi dans le fœtus, qui n'abſorbe point l'eau de l'amnios avec ſon poumon, parce qu'il n'a pas encore l'uſage de la reſpiration.

» Pour examiner, dit le même Auteur, ce qui ſe » paſſe dans un animal qui ſe noie, je fis attacher aux » deux pattes de derriere d'un chien, un poids double » de celui de ſon corps ; j'y ajoutai une ficelle de dix » ou douze pieds, que je tenois dans la main : on jetta » ce chien ainſi préparé, dans l'eau claire d'un réſervoir » bien nettoyé, pour obſerver tout ce qui s'offriroit à la » vue. Avec la ficelle que j'avois à la main, je ſoutenois » le poids de l'animal, de maniere qu'il eût deux ou » trois pouces d'eau par-deſſus la tête. Il ſe débattit » beaucoup, remuant les pattes de devant, & faiſant des » efforts pour nager : après deux ou trois minutes il ſortit » de ſa poitrine beaucoup d'air, qui forma de groſſes » bulles à la ſurface de l'eau ; un moment après, l'animal » s'agitant toujours, il ſortit de l'air en moindre quantité

(*a*) Si la ſuffocation empêche l'eau de pénétrer dans le poumon, il peut donc ſe faire que la ſuffocation par l'eau produiſe auſſi quelquefois le même effet ; & il faut bien que tous les chiens de Bohnius & de Becker aient été dans ce cas.

„ & plus à la longue : il fit la culbutte & parut mort ».

Cette expérience, répétée plusieurs fois, prouve que ce chien n'a eu un besoin pressant de renouveller l'air de sa poitrine qu'au bout de deux ou trois minutes, que jusque-là il a tenu sa glotte fermée, & que l'ayant ouverte comme pour inspirer de l'air, il a pompé de l'eau, parce que les animaux terrestres n'ont pas d'organes pour en séparer l'air : cette eau inspirée a chassé du poumon l'air qui a été vu en grosses bulles, parce qu'elles étoient formées par la viscosité de l'humeur bronchique.

L'exemple des plongeurs prouve, de même que celle du chien, que leur glotte est fermée quand ils s'enfoncent sous l'eau : comme ils ne sont pas dans la classe des hommes qui se noient volontairement ou par hasard, avant que de plonger ils ont la précaution de faire une longue inspiration, pour renfermer dans leur poumon une grande quantité d'air, qu'ils ne lâchent que peu à peu ; par la raison simple qu'on peut retenir dans ses poumons un grand volume d'air, beaucoup plus long-temps qu'on ne peut rester dans cet état intermédiaire, entre l'expiration finie & la nécessité de recommencer l'inspiration ; sans compter qu'en lâchant peu à peu une petite portion de leur air retenu, la poitrine se trouve soulagée par la diminution de pression, & par une petite action, qui joue en quelque sorte, l'alternative de la respiration sans la remplacer ; car il faut qu'ils reviennent à la surface de l'eau pour faire la même forte inspiration; ayant été obligés jusque-là d'avaler une petite gorgée d'eau toutes les fois qu'ils ont lâché de leur air ; ce que le chien a fait auſſi probablement, mais ſans qu'on l'ait pu voir.

Mais un homme qui retient de l'air dans ſes poumons, ferme volontairement la glotte, par le reſſerrement & par l'épiglotte, & la tient ſi fortement dans cet état, qu'il peut faire les plus grands efforts ſans rien lâcher de ſon air. C'eſt cet état que Boërhaave appelle *nixus expiratorius*, effort d'expiration, que tout homme peut obſerver ſur lui-même, quand il peut ſe débarraſſer de ſes excrémens, ou même lever ou pouſſer un fardeau peſant, auquel cas l'effort peut être ſi violent qu'il en réſulte quelquefois une hernie. La glotte & l'épiglotte ſont les principaux & les plus forts agens de cette opération, dans laquelle la glotte monte auſſi un peu, pour favoriſer & renforcer la ſuppreſſion de l'air, conjointement avec la tuméfaction des parties environnantes ; ce qui fait que quand on conſent à lâcher un peu de cet air, pendant un reſte d'effort, il ſe fait un ſifflement mêlé de quelque ſon rauque de la voix, approchant de la toux. Il eſt donc inutile de ſe pincer le nez en plongeant. Tout le monde peut obſerver encore que l'action d'empêcher la ſortie de l'air par le nez, eſt fort différente de celle de la glotte, & dépend d'organes différens. Les Plongeurs peuvent uſer de ce petit manege (de ſe pincer le nez) en croyant mieux faire ou pour en impoſer ; mais quand ils ſont ſous l'eau, ils ont autre choſe à faire qu'à ſe tenir par le bout du nez. Pour en revenir au chien qui n'a rendu ſon air, en grosses bulles ; que deux ou trois minutes après sa submersion, il paroît que cet animal a eu, par instinct, la précaution du plongeur ; l'idée du danger ne l'en a point empêché : il n'a point eu la même frayeur que les hommes qui tombent dans l'eau, qui doivent, par cette raison, y perdre connoissance beaucou plus vîte : on leur a toujours fait peur de cet élément, & il leur faut de l'étude pour savoir s'en tirer.

Mais la frayeur de l'homme ne doit pas être la seule cause capable de le faire périr plus vîte que le chien : on sait que cet animal a le tissu de la peau plus serré, & qu'il transpire moins ; il doit aussi, conséquemment, absorber moins d'air par la peau, & en avoir moins de besoin (voyez le *no.* 2, & ce qui est tiré de Pechlin). On ne peut donc, sans beaucoup de restriction, admettre de comparaison entre un homme & un chien qui se noient.

En insistant sur la fermeture volontaire de la glotte, c'est-à-dire, en d'autres termes, qu'elle doit s'ouvrir quand l'animal n'a plus de sentiment ; mais cette ouverture ne fait rien à la chose : il y a gonflement dans la gorge & bouffissure dans les poumons. Nous verrons plus bas comment la glotte peut se refermer encore.

Le même Auteur nous apprend qu'ayant traité un noyé, dont il n'avoit pu tirer du sang du pied, mais seulement de la jugulaire, qui recouvra l'usage de la respiration, & qui mourut peu après, il en fit l'ouverture. Il trouva environ huit onces d'eau entre la plevre & le poumon, &, malgré cet épanchement, les poumons étoient

étoient plus gonflés qu'ils ne devoient l'être naturellement. Pour s'assurer si cette eau ne s'étoit point épanchée dans la cavité de la poitrine par transsudation, il fit noyer des animaux, les rappella à la vie, & les ouvrit ensuite vivans. Il n'y trouva point d'eau dans les deux cavités de la poitrine, & il jugea que l'épanchement des noyés n'étoit sans doute que l'humeur qui exsude naturellement de la plevre des côtes & de la plevre du poumon, qui s'augmente à l'heure de la mort, loin d'être résorbée.

Dans le premier Mémoire de la Société d'Amsterdam, on ne trouve que quatre noyés sur dix-neuf, qui aient rendu de l'eau : celui du *n°.* 1, qui en rendit un peu; celui du *n°.* 12, qui en rendit un sceau, qu'on ne peut pas juger venir du poumon : celui de Flessingue, *n°.* 16, dont on trouve ici l'observation ; & enfin l'enfant du *no.* 17, qui en rendit aussi un peu *(a)*.

(*a*) On peut encore consulter les ouvrages suivans :

Crausius, Disput. de restitutione in vitam suffocatorum laqueo vel aquâ. Jenæ, 1705.

Jac. Smith, de submersorum morte. Pragæ, 1727.

Christ. Guil. Charisius, Disput. de morte submersorum in aquis. Regiom. Boruss. 1735.

Rud. Aug. Behrens, dans son ouvrage allemand, anonyme, qui a pour titre : *Méthode pour rappeller les noyés à la vie.* Braunschweig, 1742.

Ge. Aug. Langguth, Diss. de reddendâ recens præfocatis ademtâ animâ. Witemberg, 1748.

Ejusd. program. De curàtione recens præfocatorum magis imperandâ quam impediendâ. Witeb.

Joh. Ern. Hebenstreit, Anthropologia forensis. Lipsiæ, 1751, in-8°. *de 626 pages* — Lipsiæ, 1753, in-8°.

Il résulte donc de ce qui a été dit jusqu'ici ; qu'on périt sous l'eau, de la cessation du mouvement des humeurs, occasionnée sur-tout par le froid & par le défaut d'air, ou par la suffocation, soit qu'il y ait de l'eau dans le poumon, ou qu'il n'y en ait pas.

Reste à examiner en particulier, quelques autres phénomenes que le sang produit encore de son côté, en faisant toutefois précéder l'exemple de deux bons traitemens, pour montrer en action ce qu'on n'a vu qu'en principes.

» Une fille de dix-huit ans tomba d'une terrasse » dans la riviere *(a)*; elle fut entraînée sous une cascade, » & de-là sous des maisons, à la distance d'environ cent » cinquante pas, jusqu'à une tannerie, où elle fut arrêtée » par ses jupes, à un pieu planté sur la rive. On ignore » le temps précis de sa chûte, & conséquemment celui » pendant lequel elle put avoir été accrochée au pieu ; » mais ce temps doit être assez long, puisque sa mere » & la maîtresse dont elle étoit domestique, la cherchoient » depuis plus de deux heures, quand le Tanneur la trouva » sur le bord de la riviere.

Joh. Gottfr. Brendel, Diss. sistens experimenta circa submersos in animalibus instituta. Respond. Eman. Joh. Albert Evers. Goetting. 1753 ; edit. 2a., 1754.

Halleri, Opuscula patholog. obs. de submersis. 1755.

Joh. Georg. Roederer, Progr. quo observationum de suffocatis saturam exhibet. Goetting. 1755, in-4°. *de 53 pag.*

Idem Roederer, De suffocatis. Goettingæ, 1760.

(*a*) Lettre de M. du Molin, Médecin de Cluny, publiée dans les annonces & affiches, *Mai 1757*, & par M. Isnard.

» Après qu'on l'eut tirée de l'eau, je paſſai par haſard, » dit M. du Molin, près de la maiſon où elle étoit ; & » y étant entré avec la foule des curieux, je la trouvai » étendue devant le feu. Je repréſentai le danger de la » laiſſer expoſée à cette chaleur ; elle étoit ſans mou- » vement, glacée, inſenſible, les yeux fermés, la bouche » béante, le teint livide, le viſage bouffi, tout le corps » enflé, chargé d'eau & ſans pouls.

» Je demandai des cendres qui n'euſſent point ſervi » à la leſſive. Il avoit plu tout le matin, & l'air étoit » encore humide. Je fis mettre ces cendres dans des » chaudieres ſur le feu *(a)*, pour leur donner une chaleur » convenable ; j'en fis étendre ſur un lit, de l'épaiſſeur » de quatre doigts : on y coucha la noyée toute nue, » & on la couvrit d'une pareille quantité de cendres ; on » lui couvrit le cou d'un bas & la tête d'un bonnet, garnis » des mêmes cendres, & on étendit ſur elle le drap & » la couverture. Une demi-heure s'étoit à peine écoulée, » que le pouls de la noyée ſe rendit ſenſible : ſa voix » revint, d'abord inarticulée ; mais, après quelques bé- » gaiemens, elle prononça ces mots : *Je gêle, je gêle.* Je » lui fis prendre une cuillerée d'eau-clairette, & je la » laiſſai enſevelie dans les cendres pendant près de huit

(*a*) Pour mettre tout le temps à profit, il falloit, en attendant, donner la fumigation de tabac, les frictions ſeches avec les linges chauds, & les liqueurs ſpiritueuſes, qu'il falloit auſſi mettre ſous le nés. Il faut pourtant convenir que M. du Molin s'eſt conduit avec une ſagacité & avec une prudence vraiment dignes d'éloges, & que ſon traitement a été ſuivi du plus heureux ſuccès, en moins de temps qu'aucun autre peut-être.

» heures. Après ce temps, elle en ſortit rétablie entié-» rement ; il ne lui reſtoit qu'une laſſitude, qui ſe diſſipa » le troiſieme jour : toutes les eaux s'écoulerent par la voie » des urines : l'évacuation en fut ſi abondante qu'elles » percerent le lit & inonderent la chambre. Cette fille » a été mariée depuis ſon accident, & elle eſt mere de » trois enfans.

» L'ætiologie de ce phénomene, continue M. du Molin, » ne doit point ſe chercher ailleurs que dans les parties » ſalines & terreuſes de la cendre », aidées par la chaleur. Telles ſont les loix phyſiques des corps, que quand on en approche un chaud d'un froid, tous les deux ſe mettent au même degré de température ; la même choſe arrive entre un corps ſec & un corps humide : l'équilibre de toutes ces qualités s'établit dans les corps qui ont un contact immédiat. Il y a encore plus ici. » La ſurface du corps eſt criblée d'une infinité de » tuyaux perſpiratoires, de filieres, de pores abſorbans ; » chacun de ces tuyaux, ou la plupart, offroit ſon orifice » aux molécules de la cendre ſaline ; les particules ſalines » diſſoutes par l'eau dont tout le corps étoit pénétré, » au moins à l'extérieur, ſe mêloient avec chaque petite » colonne engorgeant les orifices des vaiſſeaux, la diſ-» ſolvoient, & rendoient ainſi par leur action diſſolvante » & irritante, le libre exercice aux fibres vaſculaires qui » ne pouvoient exercer l'oſcillation vitale : ce mouvement, » il eſt vrai, étoit foible dans chaque tuyau ſéparément ; » mais, comme il ſe faiſoit dans tous à la fois & dans » toute la ſurface du corps, & qu'il pénétroit de proche

» en proche jusqu'au centre, il occasionna l'écoulement » des eaux par les urines ». M. du Molin nous a appris (a) qu'il tenoit cette heureuse application du bain de cendres à la noyée de Cluni, d'une expérience dont il s'étoit amusé pendant son cours de Physique, où il avoit appris que les mouches noyées étoient rappellées à la vie au bout de quatre ou cinq minutes, quand on les couvroit de cendres ou de sel, tandis que celles qu'on abandonnoit à l'air & sans secours, ne revivoient plus.

C'est en effet le concours de toutes ces causes qui a produit un effet plus prompt & plus efficace que les autres moyens connus. Il ne reste rien à desirer dans cette cure : cette méthode a seule rempli toutes les indications, & remédié à tous les désordres. Il paroît que la dissolution des humeurs par l'alkali fixe des cendres, qui les a si bien charriées à la vessie, a rendu la saignée inutile, en résolvant la viscosité catharrale qui résulte de la froideur de l'eau ; car autrement comment concevoir qu'un sujet jeune & vigoureux auroit été parfaitement rétabli sans saignée ? On est aussi très-porté à croire que l'alkali des cendres, qui est très-chargé d'air, ainsi qu'on peut s'en convaincre en le combinant avec quelqu'acide, en introduit par les pores, & que c'est cet air en partie qui résout si promptement le sang coagulé faute de ce même air qui s'est refugié dans le poumon, qu'il gonfle & rend très-spongieux. (Voyez le *no*. 5 du traitement). Il seroit à souhaiter d'avoir un parallele exact entre l'action des cendres,

(a) Seconde lettre, du 10 Mai 1758.

celle du ſable & celle du ſel. Au reſte, M. du Molin admet toutes les eſpeces de cendres, & la Société de Hollande paroît ne recommander que celles de bois.

On auroit deſiré ſavoir ſi la malade n'avoit point rendu d'eau avant ſa viſite, ou pendant le tranſport : il n'en dit rien ; & il y a toute apparence qu'il n'auroit pas omis ce fait, s'il en eût été le témoin oculaire ou auriculaire. D'ailleurs l'eau de la poitrine ou celle de l'eſtomac, a pu paſſer par les urines avec celles du ſang. Telles ſont les loix de l'économie animale. Perſonne ne conteſtera le fait ſur l'eau de l'eſtomac ; quant à celle qui pouvoit être dans le poumon, il faut faire attention que comme ce n'eſt que de l'eau, ce fluide peut être réſorbé par toutes les parties de notre corps.

Au reſte, quoiqu'on ait donné cette obſervation dans toute ſon étendue, on ne la préſente pas comme l'unique exemple qu'on puiſſe imiter ; ce ſecours ne doit pas fermer les yeux ſur les autres, ſur-tout dans le cas où il n'auroit pas un ſuccès marqué, parce qu'il peut ſe faire que ce ſuccès vienne, en grande partie, de la bonne conſtitution du ſujet.

Quoi qu'il en ſoit, il y a toujours un avantage réel à l'employer, & il ſe recommande avantageuſement de lui-même : on a par-tout des cendres ſous la main : il eſt rare qu'on ne puiſſe pas remplir des conditions ſi aiſées & d'un uſage ſi commun ; & il faut ſi peu de temps pour juger du ſuccès, qu'on peut ſe redreſſer, ſans avoir rien perdu, au cas que ce moyen ne réponde pas aux justes espérances que les traitemens antérieurs en auroient fait concevoir : il ne faut rien négliger pour n'avoir rien à se reprocher.

Sur le bord de la mer, on sera obligé de suppléer aux cendres, si elles se trouvent trop éloignées, par le sable couvert du sel de la mer, échauffé par les rayons du soleil, ou par quelque petit feu de brouſſailles qu'on allume dessus ; ainsi on y peut préparer, sur le champ, un lit capable de rechauffer & de ranimer un noyé.

» A Flessingue *(a)*, le 14 Octobre 1768, à une » heure & demie après-midi, *Jean Hasel*, Allemand de » naissance, âgé de vingt-trois ans, qui avoit servi comme » soldat, sur la frégate de guerre, *le jeune Prince d'Orange*, » étant fortement pris de vin, tomba du pont de la Bourse » dans l'eau, où il demeura une demi-heure. Quand il » en eut été tiré, il avoit les yeux fermés, la bouche » ouverte, le visage livide; il étoit absolument froid, sans » mouvement, sans sentiment, sans respiration, sans » pouls ni battement de cœur. On le porta dans une » auberge, mais l'hôtesse refusa de l'y laisser, étant » imbue du préjugé si commun que cela lui étoit interdit : » on fut donc obligé de le coucher au bas du perron » de la maison voisine, jusqu'à ce qu'un des assistans » eût certifié à l'hôtesse qu'il lui étoit permis de le » recevoir, & se fût même rendu caution pour les torts » qu'elle craignoit, auquel cas elle consentit à le laisser » entrer chez elle. Il s'étoit passé encore une demi-heure » depuis qu'il avoit été tiré de l'eau, & il n'avoit donné

a) Hist. & Mém. de la Société d'Amsterdam, *1768*.

» aucun ſigne de vie. On alluma du feu, auprès duquel » on le mit ; on le déshabilla, & on lui frotta fortement » tous les membres, avec des linges chauds trempés dans » de l'eau-de-vie : au bout de trois quarts d'heure il » ſortit quelqu'écume de ſa bouche. On continua de » même juſqu'à quatre heures ; alors on lui tira neuf » onces de ſang de la jugulaire, & quelques minutes » après il vomit un peu d'eau. On lui mit ſous le nez de » l'eſprit de ſel ammoniac, puis on mit en œuvre le » fumigateur, qu'on n'avoit pu ſe procurer plutôt. » (manquer de pipes en Hollande !) Une quantité de » fumée de tabac ayant été ſoufflée dans ſon corps, il » ſe fit un grouillement dans le bas-ventre, & il rendit » encore un peu d'eau ; ſes yeux s'ouvrirent enfin, & il » recouvra le ſentiment : on lui fit avaler un demi-verre » d'eau-de-vie, dans laquelle on avoit mis quelques » gouttes d'eſprit de ſel ammoniac, qu'on lui fit encore » ſentir, & on reprit les frictions. La circulation du ſang » s'étant fortifiée, on lui fit au bras une ſaignée révulſive, » ſur quoi il commença à parler, & demanda qu'on le » laiſsât un peu dormir ; on l'étendit à cette fin ſur des » bottes de paille, juſqu'à ce qu'on *eût obtenu la permiſſion* » de le tranſporter à l'Hôpital, où il coucha cette nuit. » Il partit le lendemain pour Middelbourg, à peu près » rétabli, ſinon qu'il ſembloit avoir un peu de fievre, & » qu'il ſentoit quelques douleurs dans les membres, ce qui » n'étoit pas ſurprenant, vu les fatigues qu'il avoit eſſuyées, » & les frictions qu'on lui avoit faites.

Galien & *Chriſtop. à Vega* aſſurent que ceux à qui il ſort

ſort de l'écume par la bouche ne périſſent pas tous ; quoi qu'en diſe Hippocrate, *aph.* 43, *ſect.* 2. Le fait rapporté ci-deſſus confirme le ſentiment de Galien.

Borel rapporte (*a*) qu'on rendit la vie à un noyé, qui avoit demeuré long-temps ſous l'eau, en le mettant d'abord dans un lit bien chaud, & lui appliquant ſur la région du cœur du pain rôti, émietté & humecté d'eau-de-vie, ce qu'on renouvella ſouvent, & en lui faiſant des frictions ſeches par tout le corps, juſqu'à rougeur. Le même Auteur guérit un homme qui tomba dans la chaux (*b*), en le lavant dans de l'eau tiede, & lui donnant de la confection hyacinthe.

Le dragon noyé, dont M. Duchemin de l'Étang (*c*) nous a donné depuis peu l'obſervation, n'avoit non plus que du ſang écumeux dans le poumon ; on n'y a pas trouvé d'eau, & il tiroit la langue ; tous phénomenes qu'il a vus préciſément les mêmes dans un autre noyé, qu'on ne ſauva pas, non plus que le dragon. M. Portal, qui a ouvert pluſieurs ſujets noyés, & un grand nombre d'animaux noyés à deſſein, a aſſuré à M. de l'Étang avoir trouvé rarement de l'eau dans leur poumon, ou ſi peu que cela n'étoit pas comparable à la ſéroſité qui ſe trouve dans les voies aëriennes de certains catharreux, ſouvent morts d'une cauſe étrangere à cette maladie. Depuis, le même M. Portal lui a aſſuré qu'ayant eu de nouvelles occaſions d'ouvrir des noyés, il n'y avoit

(*c*) Hiſt. & obſer. *cent.* 2, *obſerv.* 2 ; Francofurti, 1676, *in*-8°.

(*b*) Ibidem, *cent.* 4, *obſ.* 30.

(*c*) Mém. ſur la cauſe de mort des noyés. *Paris*, *Didot*, 1771, in-8°. *de 30 pages.*

pas apperçu le moindre veſtige d'eau étrangere. Enfin M. de l'Étang ne regarde l'eau qui ſe trouve dans les poumons de quelques noyés, que comme un accident, ſemblable à peu près à celui de ce mouton, dans la trachée-artere duquel il trouva de l'herbe mâchée, ou de ce bœuf, qui a préſenté le même phénomene à M. Portal.

Nous ne ſuivrons pas M. de l'Étang dans le reſte de ſa Diſſertation, qui eſt polémique & oppoſée à l'ouvrage de M[rs]. Faiſſole & Champeaux (*a*), dont nous allons extraire quelques paſſages, en en écartant auſſi tout ce qui eſt de médecine légale ; notre but étant de nous renfermer dans la recherche des ſecours dus aux noyés, en tâchant de faire concevoir comment on meurt de ſubmerſion, pour engager à en perfectionner le traitement autant que cela ſe pourra. Il faut pourtant prévenir que le but de ces deux Chirurgiens eſt de prouver qu'une fille qui avoit paſſé quinze jours ſous l'eau, étoit périe de mort violente, parce que les vaiſſeaux de ſon cerveau étoient engorgés, & qu'il ne ſe trouva point d'eau dans le poumon.

» Nous avons prouvé, diſent ces Meſſieurs (*b*), qu'en » général les noyés ne rendent point de ſang par le nez » ni par la bouche, & qu'ils ne tirent point la langue » hors de la bouche. » Ce qui ſuit eſt du rapport des Commiſſaires, ou du Jugement qu'ils ont porté.

» L'on convient généralement que les noyés (*c*)

(*a*) Expér. & obſerv. ſur la cauſe de la mort des noyés. *Lyon & Paris, Didot, 1768*, in-8°. *de 375 pag.*

(*b*) *Pages 273, 335 & 362.*

(*c*) *Page 328.*

» meurent suffoqués par l'entrée de l'eau dans les poumons ; » qui en ayant chassé l'air, tient les bronches gonflées, & » fait séjourner le sang dans l'artere pulmonaire, faute » d'un nouvel air ou d'une nouvelle inspiration, pour le » pousser dans la veine du même nom, & le conduire » au cœur. Ces expériences sont conformes à celles de » M. Louis (*a*), sur des chiens ouverts après vingt-trois » jours de submersion.

» On a trouvé constamment les poumons de tous les » animaux (*b*) qui avoient été submergés vivans, remplis » d'une quantité plus ou moins grande d'eau écumeuse, » quoiqu'ils n'eussent été ouverts que long-temps après » avoir été noyés, qu'ils fussent même déja altérés par la » putréfaction, & qu'on les eût retenus suspendus la tête » en bas. Au contraire, dans les animaux submergés après » la mort, & qui n'ont pas été noyés, quelque long-temps » qu'ils aient séjourné dans l'eau, on n'a jamais trouvé » ce fluide dans leur poumon.

» Il n'est aucune expérience où l'on n'ait constamment » vu cette écume visqueuse (*c*), soit dans les poumons » des chiens récemment noyés, soit dans ceux qu'on a » laissé putréfier, & qui n'ont été ouverts que vingt-trois » jours après avoir été noyés & suspendus la tête en bas, » soit enfin dans des poumons coupés en plusieurs portions » & exposés à l'air pendant plusieurs jours.

» On pourroit croire que cette eau écumeuse contenue

(*a*) *Page* 329.
(*b*) *Page* 360.
(*c*) *Page* 333.

» dans les poumons, en sort (*a*) après quelque temps, ou » est repompée avant quinze jours par les petits vaisseaux » du tissu pulmonaire ; mais il est décidé que cette eau » écumeuse vient du mêlange de l'humeur bronchiale » avec l'eau qui y est entrée : cette écume se forme prin» cipalement aux extrémités des ramifications bronchiques, » au moyen de l'air qui y reste enfermé, même après » l'expiration ordinaire, & qui n'en sort conséquemment » que dans les mouvemens violens & convulsifs de la » poitrine d'un animal qui s'agite vivement », comme il arrive dans ces sortes de cas. On peut ajouter à cet air, celui qui doit sortir du sang alors, qui s'en sépare pendant la suffocation, & dont l'abord, au bout d'un certain temps, cause la putréfaction, selon *Macbride*, par sa séparation du sang, ou que la putréfaction laisse échapper : c'est cet air qui peut entretenir l'état de cette eau écumeuse qui existe si long-temps dans les noyés par accident. » La viscosité de l'humeur bronchique » ne permet pas le dégagement de cet air aussi aisément » que de l'écume de savon, qu'on ne peut pas prendre » pour terme de comparaison, parce qu'elle disparoît » quelques heures après. D'un autre côté, les expériences » prouvent que cette écume visqueuse, formée dans les » bronches, peut s'y conserver plus de quinze jours », soit que celle qu'on y trouve, y ait existé depuis le premier instant de la mort, ou qu'il s'en soit formé de nouvelle par l'air sorti du corps, comme il y a plus d'apparence. » Si l'écume d'un sang visqueux se conserve

(*a*) *Pages 330 & 341.*

» plusieurs jours dans la palette, à plus forte raison l'écume » bronchique se conservera-t-elle long-temps dans les » cellules du poumon ». Mais la mucosité bronchique est bien supérieure par sa viscosité, à celle de la lymphe du sang, ainsi qu'on peut s'en convaincre, en comparant des crachats & du sang; & soit qu'on regarde le sang des personnes qui expectorent cette mucosité, comme étant de même nature que cette mucosité même filtrée dans le poumon, ce qui ne peut pas être, puisqu'alors elle est seule & sans mélange, toujours est-il vrai qu'elle sera moins capable d'emprisonner l'air dans la palette, où elle est en grosses bulles, que dans les extrémités des bronches, où elle est divisée en de très-petites cellules, qui sont entretenues dans leur état & par les parois des bronches & par la petitesse qu'elles y ont nécessairement.

D'un autre côté, si l'on fait attention à l'air qui se dégage des humeurs d'un noyé, malgré le poids de l'eau, qui n'empêche pas que son bas-ventre ne se gonfle, » on verra que non-seulement (*a*) la mucosité » bronchique ne peut pas être résorbée », mais encore qu'elle doit être repoussée par le nouvel air que le corps peut fournir pendant un certain temps, dont la quantité est immense, eu égard au volume du cadavre.

Mais, outre que le tissu demi-cartilagineux (*b*) » & ligamenteux des bronches, s'oppose à la résorption » de la mucosité, l'affaissement même de ces membranes » doit s'y opposer ». On conçoit néanmoins que l'air

(*a*) *Page* 332.
(*b*) *Page* 331.

intérieur boursoufflant les vésicules pulmonaires, doit en sortir, parce qu'il fait explosion par le ressort qu'il a repris depuis qu'il s'est rassemblé en masse, en agrégé; & c'est précisément cet air qui doit repousser la mucosité, l'écume par la bouche. » A quoi il faut encore » ajouter qu'il ne doit plus y avoir de résorption après » la mort, puisque la seule atonie des parties l'empêche » même pendant la vie », comme on le voit dans quelques hydropisies ascites, &c.

C'est peut-être cet affaissement général de toutes les parties, qui aura fait croire à *Détharding*, que l'épiglotte ferme exactement la glotte des personnes qui se noient, & qui lui a fait pratiquer la bronchotomie d'après ce faux principe. Mais qui ne voit que le poids de l'eau doit tenir l'épiglotte fermée quand il ne sort plus d'air de la poitrine, & que le cadavre sera dans l'état de macération; que cet air & l'écume visqueuse en sortiront toujours toutes les fois qu'ils seront assez volumineux pour faire éruption, & qu'alors seulément l'épiglotte macérée & demi-putride, ayant perdu son élasticicité, se fermera comme une soupape par le propre poids de l'eau ? Et c'est précisément là ce qui empêche qu'il n'y ait équilibre entre l'écume visqueuse & l'eau extérieure, c'est-à-dire que celle-ci ne dissolve & ne vuide l'écume du poumon. C'est donc là ce qui conserve l'écume visqueuse pendant trois semaines. Elle peut sortir du poumon dans l'eau, comme elle sort du sang dans les bronches, par son expansion, mais jamais y rentrer : c'est par cette raison qu'il sort quelquefois un peu de sang par la bouche ou par le nez des noyés;

ſans compter que les efforts violens qu'ils font pour reſpirer dans l'inſtant où ils ſe noient, ſont le plus ſouvent la cauſe de cette ſortie du ſang, comme on le voit dans quelques perſonnes qui rient, qui chantent, qui touſſent ou qui ſoufflent trop fort dans de inſtrumens à vent, ou dans celles qui ſucent trop fort, ou plutôt qui veulent pomper en inſpirant : cette double action ſe paſſe dans les noyés : ils veulent inſpirer, mais ils ne tirent que de l'eau ; un mouvement naturel d'expiration leur fait repouſſer cette eau qui les met en convulſion ; la ſecouſſe alternative eſt également violente.

Au reſte, en convenant avec *Détharding*, comme on l'a déja dit, mais non à ſa maniere, que la glotte ſe ferme par la ſuffocation, c'eſt-à-dire, par le gonflement des parties bourſoufflées par emphyſême ou par phlogoſe, & non par l'épiglotte, comme il le croit ; car il eſt certain que des noyés ont conſervé la bouffiſſure de leur poumon pendant quelques ſemaines ; le véritable traitement montre encore que la laryngotomie eſt une fauſſe opération ; c'eſt la ſaignée qui convient plutôt pour dégonfler l'entrée de la glotte : mais comme la ſaignée ne peut pas réuſſir dès les premiers inſtans qu'un noyé eſt tiré de l'eau, il faut donc s'occuper à remettre en équilibre l'air de ſon corps avec l'air extérieur ; c'eſt ce qu'on opere avec les frictions ſeches, les cendres chaudes, & en ſoufflant dans le poumon & même dans le bas-ventre, quoiqu'il y ait déja de l'air. On voit en même temps l'inutilité de ſuſpendre la tête en bas.

» Ces Meſſieurs ſoutiennent (*a*) que les vaiſſeaux

(*a*) *Page 361.*

» du cerveau & du cervelet, ne doivent pas être engorgés » dans les noyés ; que cet incident est seulement celui » d'une mort violente. Dans la quantité de chiens noyés, » on n'a apperçu aucun gonflement dans les vaisseaux de » ces visceres, excepté que les vaisseaux de la base du » crâne étoient gonflés dans quelques-uns ; au contraire les » chiens noyés après l'étranglement, avoient les vaisseaux » du cerveau engorgés, & la masse de ce viscere comme » pénétrée de sang.

» Cependant on s'accorde généralement à dire (*a*) » que l'engorgement des vaisseaux du cerveau est un » symptôme commun à ceux qui meurent dans l'eau ; & » tous les Chrurgiens (*b*) qui ont été témoins de leurs » expériences, & qui en ont fait leur rapport, sont d'avis » que les vaisseaux du cerveau des noyés sont toujours » engorgés. »

Examinons actuellement si l'engorgement des vaisseaux du cerveau, en qualité de symptôme ordinaire à ceux qui se noient, peut être la cause de leur mort.

Le premier membre de la question étant admissible, il est question de savoir si le second est véritable : cette question aussi importante que curieuse, mérite d'autant plus d'être développée que le traitement y est lié, en dépend & peut l'éclairer à son tour.

Il est certain que le premier accident que les noyés éprouvent après le saisissement, est la suffocation : il suffiroit bien seul pour leur ôter la vie, ainsi qu'on l'a vu quand on l'a considéré seul, ou abstraction faite des

(*a*) *Page* 336.
(*b*) *Page* 341.

autres ;

autres ; mais il n'en eſt pas moins vrai qu'il ſe trouve accompagné d'autres circonſtances qu'il faut examiner auſſi.

En effet, le gonflement & la preſſion des bronches, dans ceux qui ſe noient, ſont la cauſe de l'embarras du ſang dans les arteres pulmonaires : il doit donc s'en former dans le cerveau, par la preſſion qu'éprouveront les veines-caves aſcendante & deſcendante, comme il arrive aux malades qui ont une pleuréſie, une péripneumonie, une fluxion de poitrine, qui ont ſouvent un mal de tête continuel, & le viſage animé du ſang qui le gonfle ; quand ils touſſent, ils ſentent leur mal de tête ſe redoubler : la même choſe arrive à ceux qui ont de la toux ſans fievre, quoiqu'en un degré inférieur. Enfin l'effort d'expiration porte toujours le ſang à la tête.

Mais comme cet effort d'expiration n'eſt que momentané dans les perſonnes qui touſſent, qui chantent, qui ſoufflent, &c. les vaiſſeaux du cerveau n'éprouvent qu'une ſtagnation inſtantanée de la part du ſang. Il n'en eſt pas de même des noyés ; le dernier coup de piſton du cœur porte à la poitrine & au cerveau : il eſt de fait que toute convulſion intercepte le paſſage du ſang des arteres dans les veines. Dans les dépériſſemens accompagnés de fievre aiguë, les arteres battent fort & les veines ſont flaſques : ici les arteres du cerveau ſeront gorgées de ſang, parce qu'elles ne peuvent pas le tranſmettre aux veines, & celles-ci n'en ſeront pas moins gorgées non plus, parce que le retour n'en ſera pas libre vers la poitrine. Le cerveau doit donc être néceſſairement engorgé par ces deux raiſons : ſi cela ne ſe voit pas toujours, cela arrive par des incidens particuliers ; qui ne détruisent pas les principes posés, ou la regle générale.

Mais l'engorgement du cerveau est-il aussi-bien la cause de la mort des noyés que celui de la poitrine, ou, si l'on veut, la suffocation ?

Il n'y a pas d'apparence, quoique tous les deux symptômes semblent y concourir également. Au reste, pour plus de précision, on est obligé de mettre ici une distinction entre les mots d'engorgement & de gonflement, quoiqu'on les ait quelquefois employés indifféremment. Il n'est pas douteux qu'il n'y ait gonflement dans les vaisseaux du cerveau des noyés, tout concourt à le prouver ; mais ce gonflement ne consistera qu'en des vaisseaux plus ou moins distendus, il ne s'étendra pas jusqu'aux plus petits ; mais l'engorgement ira jusqu'à teindre la masse du cerveau en rouge, par la distension, non-seulement des vaisseaux capillaires-sanguins, mais encore par celle des vaisseaux lymphatiques, où il sera introduit par *erreur de lieu* ou par force. Dans ce dernier cas, il y aura quelquefois extravasion, ou tout au moins inflammation, comme dans la phrénésie. Si les noyés étoient dans ce cas d'engorgement, on n'en sauveroit presque pas, sur-tout quand ils ont passé quelques heures sous l'eau ; ils mourroient apoplectiques dès les premiers instans de leur accident. On peut citer ici, pour terme de comparaison, les pendus, qui meurent presque toujours apoplectiques ; mais les noyés sont dans tout autre cas. En effet, qui ne voit que la condensation du sang, par le froid de l'eau, doit déja produire une différence considérable, une ftagnation fimple plutôt qu'un engorgement décidé ? Auffi ne doivent-ils périr que de la fuffocation feule, ou d'un défaut de mouvement, comme dans la fyncope.

Dans les noyés, la circulation ne s'éteint pas auffi fubitement que dans les pendus, parce qu'ils n'éprouvent pas la même gêne; elle jouit d'une efpece de liberté qui la conferve quelque temps : le cœur doit battre plus long-temps, quoique foiblement, puifqu'on peut les rappeller à la vie plufieurs heures après qu'ils ont été fous l'eau; quoique l'on conçoive cependant, puifque c'eft un fait, qu'il peut recommencer fes fonctions tout-à-fait interrompues, mais fous la glace feulement, dit Sauvages *(a)*. Au contraire, « dans le cas d'étran-»glement *(b)*, la compreffion mécanique de la corde fur »les veines extérieures du cou, empêche le fang veinal de »revenir de la tête à la poitrine; tandis que le fang des »arteres, celui des vertébrales fur-tout, ayant le paffage »libre, au moyen de l'efpece de canal offeux qui les »garantit de la compreffion extérieure, augmente de »plus en plus l'engorgement des vaiffeaux du cerveau. Cette différence paroît même à l'extérieur : les noyés ont bien fur le vifage quelques fymptômes approchans de ceux des pendus, mais très-légérement; au lieu que dans ceux-ci la bouffiffure de la face, le teint livide & plombé, la proéminence des yeux, le bourfoufflement des levres frappent, & annoncent leur genre de mort d'une maniere fenfible : leur cerveau eft encore plus

(*a*) *Nofologia*, claff. 6.

(*b*) *Page 339*.

pénétré de sang à proportion, & encore ne meuren t-ils pas tous de cet engorgement. Leur mort est quelquefois aussi l'effet de la luxation des vertebres du cou, & conséquemment de l'interruption de la moelle épiniere. La preuve en est qu'on a sauvé quelques pendus qui n'avoient pas les vertebres du cou luxées, & qu'on n'a point sauvé d'animal à qui on ait disloqué ces mêmes vertebres, au point d'occasionner une solution de continuité dans la moelle épiniere ; raison pour laquelle on tue un chat en le tirant par la tête & par la queue, & un bœuf ou une baleine en leur insinuant une lame aiguë entre l'occiput & la premiere vertebre.

Ce n'est donc pas, en général, de crainte que les noyés ne périssent d'engorgement au cerveau, qu'on les saigne de la jugulaire : c'est seulement parce que ce viscere est plus gonflé de sang qu'à l'ordinaire, & qu'en détruisant cette stagnation, qui suspendoit ses fonctions & celles du cœur, dans une circonstance où l'action de celui-ci a besoin d'être allégée, en rétablissant celle du cerveau, on rétablit aussi celle du cœur, qui reprend peu à peu son battement, ayant moins de résistance à vaincre ; c'est enfin par une révolution que fait nécessairement en ce cas la saignée, par le relâchement qu'elle produit, relâchement nécessaire dans l'état de pression spasmodique & extérieure qu'ont éprouvé les noyés. D'ailleurs le sang doit mieux sortir par les veines qui en contiennent le plus, & ce sont sans contredit les jugulaires & ensuite celles du bras.

Enfin la saignée est nécessaire en ce cas comme dans ceux d'une frayeur, d'un saisissement, d'un coup à la tête ſans fracture du crâne, d'une chûte où l'on ne s'eſt fait aucun mal, mais où un effort violent a produit une commotion, c'eſt-à-dire un reſſerrement dans tout le ſyſtême vaſculaire, auquel cas le ſang doit ſe dégorger forcément dans les vaiſſaux qu'il n'a pas coutume de parcourir. Dans toutes ces circonſtances, il n'y qu'une ſtagnation commençante, ſans extravaſion ni inflammation : la ſaignée n'y eſt pas toujours ſtrictement néceſſaire ; mais au bout de quelque temps, on peut ſe repentir de ne l'avoir pas faite. En ſuppoſant que l'accident eût été juſqu'à produire un engorgement par la ſuite, il eût été réſout de prime-abord, ou plutôt prévenu. Si on attend qu'il ſe forme, il n'eſt plus ſi aiſé d'y remédier ; il eſt donc plus prudent d'affoiblir un peu, que de courir les riſques de laiſſer former un dépôt. Ici, comme en beaucoup d'autres occaſions, l'eſprit humain ne va point juſqu'à diſtinguer nettement le cas où l'on peut abſolument ſe paſſer de la ſaignée, de celui où elle devient d'une néceſſité abſolue : il y a à peine un point d'intervalle entre les deux ; & ce point ſera à jamais imperceptible à nos yeux, quand bien même le ſujet de la difficulté leur ſeroit expoſé à nud : ils ne peuvent juger des infiniment petits de la matiere, dont ils ne peuvent connoître la nature ; ils ne ſont ſenſibles qu'aux grands effets des maſſes.

On doit ſe rappeller d'ailleurs que le ſang des noyés a perdu ſon air, & enfin a été ſans circulation pendant quelque temps. Si ce ſang eſt encore chargé d'humeurs, il doit en réſulter des inconvéniens proportionnés à leur différente nature, indépendamment de la ſtagnation générale & simple. Mais il ne faut pas perdre de vue que ceci n'est que la suite de la suffocation.

Il résulte donc que la suffocation & le saisissement ayant plus de part à la mort apparente ou réelle des noyés, que l'engorgement du cerveau, tel qu'on le voit dans les apoplectiques ou les pendus ; le plus pressant pour rappeller ces malheureux à la vie, est de recourir aux moyens indiqués (*n*os. 1, 2 & 3), sans toutefois négliger la saignée (*n*o. 6), ni les autres secours recommandés (*n*os. 4, 5 & 7).

P. S. L'impression de cette Méthode étoit achevée, lorsqu'on a eu connoissance d'une Instruction imprimée à l'Imprimerie Royale, sur le même objet, que le Gouvernement, toujours attentif au bien public, fit répandre dans les Provinces en 1758. Ce précis, qui n'est que de deux pages *in*-4°. a été extrait par M. *de Reaumur*, de différentes années du Mercure Suisse. Il paroît que M. *Isnard* a eu connoissance de toutes ces pieces, dont il a su faire un bon usage. Tout ce qu'il contient d'essentiel, se trouve ici en plus grand détail ; mais on ne peut se refuser au plaisir de rapporter les réflexions qui le terminent. » Quoique le peuple du Royaume, » dit cet illustre Académicien, soit assez généralement porté à la » compassion, & à donner du secours aux noyés, souvent il ne le » fait pas, parce qu'il ne l'ose, & craint de s'exposer aux poursuites » de la Justice. Il est donc essentiel qu'on sache, & on ne sauroit » trop le répéter, pour détruire le préjugé où l'on est là-dessus, » que nos Magistrats n'ont jamais prétendu empêcher qu'on n'ad- » ministre aux noyés tous les secours qui peuvent être tentés en leur » faveur : ce n'est que quand leur mort est certaine, que des raisons » particulieres déterminent la Justice à s'en emparer. »

FIN.

www.ingramcontent.com/pod-product-compliance
Ingram Content Group UK Ltd.
Pitfield, Milton Keynes, MK11 3LW, UK
UKHW021003220726
13924UKWH00002B/866

9 782019 666361